EL SÍNDROME DE DOLOR DE RODILLAS Y ARTICULACIONES.

EL MÉTODO NATURAL PARA LA CURACIÓN DEL DOLOR DE RODILLAS Y ARTICULACIONES

Dr. Pacifico Escobar. N.D.

TODOS LOS DERECHOS RESERVADOS.

POR QUÉ DEBERÍAS LEER ESTE LIBRO.

En primer lugar porque es un método probado en mi práctica clínica, llevo varios años aliviando el dolor y el sufrimiento de muchos consultantes que acuden a mi consultorio, por eso en este libro vas a encontrar casos de éxito, que son historias cortas pero reales.

Si estás leyendo este libro, es probable que estés buscando la manera de calmar tu dolor y sufrimiento.

Eso no es sorprendente, al responder a una encuesta de salud anual en 2010, casi una tercera parte de los ciudadanos americanos mayores de 55 años admitieron-haber tenido dolor de sus rodillas o caderas en las cuatro semanas anteriores a la encuesta.

El 11 por ciento informó que tenía malestar o dolor de cadera. La verdad sea dicha, casi todas las personas sufrirán un deterioro en sus articulaciones en esta edad.

Tus rodillas y caderas son tus articulaciones mayores. Ellas soportan todo tu peso mientras estas en posición vertical, y deben trabajar coordinadamente para permitirnos los movimientos, hasta cuando aparece la artritis o una condición similar que interfiera.

Por supuesto, es posible evitar o resolver algunos de estos problemas. Por lo general, el sobrepeso es culpable de sobrecargar literalmente las rodillas y las caderas.evitamos el daño perdiendo peso.

Otra manera ideal sería comenzar nuevas actividades físicas de forma general y de forma lenta en vez de aumentar la actividad de forma abrupta.

Tambien nos ayuda evitar los ejercicios que podrían causar daño a las rodillas.

Sin embargo, los mejores planes pueden salir mal. Si para aliviar el dolor que experimentas en tus rodillas o caderas, haces uso de fisioterapia, medicación para el alivio del dolor, cirugía menor o la combinacion de estas podrías sentir un respiro pero mis queridos amigos seguramente volverán los dolores sin que sepamos por cuánto tiempo.

La mayoría de personas piensan que el síndrome de dolor de rodillas y articulaciones, no tiene remedio, y que la mejor solución es reemplazar sus rodillas o caderas con una articulación mecánica.

El reemplazo articular puede ayudar a las personas a permanecer independientes y activos.

En los Estados Unidos, los médicos realizan alrededor de 676,000 reemplazos de rodillas y 327,000 reemplazos de cadera anualmente.

Muchas personas jóvenes y de edad avanzada ganan

alivio de su dolor y movilidad gracias a estos procedimientos.

Los doctores inmovilizan la articulación con yeso después de la cirugía, esto te incapacita por varios meses, el médico falla por uno dos o tres milímetro, esto significa que tu pierna puede quedar mas corta o mas larga, ocasionando daños a tu pierna no operada.

Antes, de tomar la decisión de someterte a una cirugía te pido que te des la oportunidad de comenzar el uso de los métodos que te enseño en este libro, y digas no a la cirugia te voy a enseñar un gran método y si lo pones en practica vas a estar libre de este síndrome por el resto de tu vida.

Este libro te enseñará la mejor manera de tratar todas las articulaciones, dolor de rodillas y muchos mas, convirtiéndose en el mejor tratamiento para superar todos los problemas de articulaciones, y consecuentemente trayendo mejoría y bienestar, mejorando tu calidad de vida

RECONOCIMINETOS.

Quiero reconocer el apoyo incondicional de mi familia, mi esposa Nayibe, mis hijos Liliana y Francisco, también a mi sobrino Omar Ricardo Ortegon, que ha estado muy pendiente de todos los detalles en la traducción y la publicación de todos mis trabajos.

A todos aquellos que son parte de mi entorno personal y professional, no mencionaré nombres porque podria excluir a algunos y herir suceptibilidades.

Gracias a Johnson Brown por su excelente trabajo en el diseño de la portada de este libro.

CONTENTENIDO:

RESPONSABILIDADES.

La informacion y rescomendaciones contenidas en este lirbo estan basadas en el entrenamiento, experiencia personal, amplia investigacion y otras publicaciones sobre el tema.

El autor de este libro no da consejo medico o prescriciones directa o indirectamente.

El uso o no uso de drogas quimicas como forma de tratamiento debe ser tu decisión y debe estar supervisado por su médico asistenete.

La intención del autor es unicamente informar acerca de sus experiencias narradas para ayudar a mejorar el bienestar del ser humano y ayudar a informar al publico acerca de el síndrome del dolor de rodillas y articulaciones, y sus efectos adversos desde la infancia hasta la vejez.

Este libro no pretende en ningún momento, reemplazar el consejo médico professional, por el contrario es altamente deseable que usted comparta esta información con su medico tratante

La aplicación o puesta en práctica de las recomendaciones explicadas en este libro deben ser tomadas bajo el riesgo propio.

Y su adopción debe respetar la información siguiendo estricatmente las recomendaciones dadas sobre el tema aquí tratado.

Las personas con historia clínica de enfermedad severa y bajo supervisión profesional, no deben usar esta información sin estar bajo el control de su medico.

Todas las recomendaciones contenidas en este libro se hacen sin garantía del autor, editor, impresor, sus agentes o empleados.

El autor y el impresor renuncian a toda responsabilidad por el uso de la información presentada aqui.

CAPITULO 1
DOLOR DE RODILLAS.

El dolor de rodillas es uno de las mas comunes quejas que traen los consultantes a mi consultorio.

Con una sociedad llena de actividades el número de problemas de rodillas y articulaciones se ha incrementado, el síndrome de dolor de rodillas y articulaciones tiene una amplia variedad de causa y de tratamientos.

ANATOMIA DE LA RODILLA.

La principal función de la articulación de la rodilla es doblar y elongar la pierna para permitir movimiento al cuerpo.

La rodilla es mas que una simple bisagra, también hace movimiento de torción y rotación, para cumplir todas sus funciones además de soportar el peso del cuerpo, para realizar estos movimientos están comprometidas un número de otras estructuras incluidos huesos, ligamentos, tendones, y cartílagos.

HUESOS.

La articulación de la rodilla está compuesta por tres huesos.

Uno de los huesos es la parte baja del fémur, la tibia forma la porción inferior de la articulación

La patella o rótula recorre a lo largo de la cara frontal del fémur

El peroné no está directamente involucrado en la articulación de la rodilla pero esta cerca a la porción exterior de la rodilla, (algunas veces este hueso se inculuye en la articulación de la rodilla y por eso la articulación es descrita como si fuese compuesta por tres huesos)

LIGAMENTOS

Los ligamentos son bandas fibrosas que conectan un hueso con el otro

En la rodillas estan presentes cuatro importantes ligamientos que estan encargados de conectar el femur a la tibia.

El ligamento cruzado anterior (LCA) y ligamento cruzado posterior (LCP) dan proporcion a la rodilla al frente y atras (anterior y posterior) tambien le dan a la rodillas estabilidad rotacional.

El ligamento medial colaterial (LMC) y ligamento colateral lateral (LCL) localizado a lo largo de la parte interna (medial) y externa (lateral) a los lados de la rodilla y proporcionan la estabilidad interior y lateral de la rodilla.

TENDONES

Los tendones son bandas fibrosas similares a los ligamentos.

Pero en vez de conectar hueso con hueso como lo hacen los ligamentos estos conectan musculos a huesos.

Los dos tendones de importancia en la rodilla son:

El cuádriceps que es el tendón que conecta los músculos cuádriceps, que se localiza al frente, con la rótula

El tendón patelar que conecta la rótula a la tibia técnicamente este es un ligamento porque esta conectando dos huesos.

Los tendones cuádriceps y rotuliano como también la rótula misma, son conocidos como el mecanismo extensor y juntos con el musculo cuádriceps facilitan la extencion de la pierna, o el estiramiento.

Cartilago.

La estructura cartilaginosa es llamada menisco, lo encontramos en la parte superior de la tibia y se localiza entre la tibia y la meseta de la base del femur (cóndilos femorales).

La función de los meniscos es separar o crear un espacio y amortiguar la articulación de la rodilla.

Bursa

Las bursas son sacos que estan llenos con fluidos que ayudan a amortiguar la articulacion. La rodilla contiene tres importantes grupos de bursas.

La bursa prerotuliana esta enfrente o delante de la patela o rotula.

La bursa anserina esta ubicada en la cara interna de la rodilla dos pulgadas por debajo de la articulacion.

La bursa intrarotular esta localizada debajo de la rótula.

CAUSAS DE LOS PROBLEMAS DE RODILLAS.

Los problemas no solo están directamente relacionados con un daño severo o sobre uso, también pueden ocurrir dentro o alrededor de la rodilla.

La osteoartritis (Enfermedad degenerativa de la articulación) causa dolor de rodilla que es aún peor en las mañanas y va mejorando durante el dia.

A menudo se presenta en los sitios donde ha ocurrido previamente una lesión o daño.

Otro tipo de artritis tal como la artritis reumatoidea, gota, y lupus también pueden causar dolor de rodilla, inflamación, y rigides.

La enfermedad de Osgood-Schlatter causa dolor, inflamación, y fragilidad en el frente de la rodilla, esta enfermedad es común en chicos en edades comprendidas entre los 11 y 15 años

Los quistes popliteos causan inflamación en la parte posterior de la rodilla.

Las infecciones en la piel, (celulitis) en articulaciones (artritis) en los huesos (osteomielitis) pueden causar también dolor y decrecer con el movimiento de la rodilla.

Problemas que se presentan en otras partes del cuerpo, tal como un nervio comprimido o un problema de cadera, puede algunas veces causar también dolor en las rodillas

La osteocondritis disecante causa dolor, y decrese co el movimiento, cuando una pieza de hueso o cartílago o ambos dentro de la articulación de la rodilla pierden suministro de riego sanguíneo y se secan.

Estas listo para iniciar a tartar tus rodillas y articulaciones?

En el tratamienro de los diferentes tipos de dolor de rodilla, la meta común en todos los casos es romper el ciclo inflamatorio.

El ciclo inflamatorio comienza con un daño, después del daño la inflamación invade la rodilla, lo cual causa inflamación, dolor, calor etc.

Es este proceso inflamatorio el que conduce al continuo y progresivo dolor de rodillas.

Es precisamente lo que te enseñaré en este libro, como romper ese ciclo inflamatorio, y lo vamos a lograr siguiendo cinco pasos sencillos pero muy efectivos.

Antes de iniciar con esos pasos quiero hablarte de una técnica muy antigua muy económica y muy efectiva.

Hemoterapia

En mi práctica clínica yo utilizo esta técnica que es muy simple pero que nos va a ayudar a resolver muy variados problemas de salud, pero principalmente el síndrome del dolor en rodillas y articulaciones.

Quiero que tengas más informacion sobre los beneficios de esta técnica llamada hemoterapia, por eso voy a mencionar algunos casos entre muchísimos mas donde es de gran utilidad, pues mejora la condición del paciente, con este sencillo recurso terapeutico.

HEMORRAGIAS VAGINALES

Muchas mujeres vienen a mi consulta sufriendo de severas hemorragias vaginales, la condición de algunas de ellas es de mucha debilidad, causada por la anemia,

Pero con pocas semanas de aplicación y sin fallar en el procedimiento el problema se resuelve, estos sangrados son causados en muchos casos por miomas uterinos, que con la aplicación continua, durante un año, de esta técnica, también desaparecen.

Una consulatante de una agencia de finca raíz, quien

además me ayudo con la venta de mi casa, le mencionó su problema de sangrado vaginal a mi esposa, ella le recomendó la hemoterapia y le dijo que acudiera a mi consulta, aplique hemoterapia y su problema se resolvió en unas pocas semanas.

Funciona muy pero muy bien en casos de dermatosis, las personas que eligen utilizar esta técnica de manera continua ven un cambio visible en su piel, se mejora ostensiblemente.

Mi sobrina Denisse fue diagnosticada con un liquen esclerosante yo le dije que la hemoterapia funciona muy bien en todas las patologías llamadas autoinmunes, le explique en que consiste la técnica y sabiamente me respondió, nada pierdo con aplicarme la hemoterapia, su examen de anticuerpos antinucleares mostró positivo para enfermedad auto inmune, luego de un año de aplicación semanal su liquen desapareció, hoy esta completamente sana.

Tengo que contarles que la tia de mi esposa la tia Melba, sufría de terribles dolores en todas sus articulaciones, fue diagnosticada con artritis degenerativa, y padece escoliosis.

Ella hoy tiene 83 años no padece de ningún dolor, estuve aplicándole semanalmente esta técnica, durante unos cinco años, pero su mejoría, se hizo visible en pocas semanas de aplicación.

En la iglesia donde me congrego, una jovencita de nombre Laura padecía en su brazo izquierdo un problema que fue diagnosticado como moluscos, apliqué por tres semanas y su piel esta limpia, desde entonces, esto hace unos 6 años.

Las mujeres que deciden aplicar hemoterapia, deben extremar su cuidado de contracepción, pues uno de sus beneficios es hacer que ellas sean más fértiles.

He atendido a mujeres que quieren embarazarse y no lo habían logrado, y he podido tener éxito en algunos casos, pero no en todos los casos, esto debo dejarlo bien claro.

Algunos pacientes le dicen a sus medicos del sistema de salud que están aplicando esta técnica, ellos les dicen que eso no tiene sentido, que su nalga puede podrirse, que les puede dar un cáncer, ellos opinan sin tener conocimiento ni haber estudiado acerca de este maravilloso recurso, mas adelante veremos como se comprobó su mecanismo de acción científicamente.

Yo he venido aplicando esta técnica por muchos años, durante estos 20 años, he tratado miles de personas y solo he podido observar un pequeño efecto secundario.

Se trata de un ligero desvanecimiento que dura entre diez y quince minutos, durante este tiempo he podido registrar una presión arterial baja, que va normalizándose y con esto la recuperación del cosultante sin ningún tipo de ayuda adicional.

Podria solamente ser una coincidencia, pero las personas con quienes he vivido esta experiencia son todos jovenes entre los 20 y 25 años de edad, unos pocos continuaron aplicando la hemoterapia y en la segunda aplicacion ya nada sucedio, otros cuantos sintieron temor y no volvieron a aplicarla.

Esta técnica viene usandose por mas de 150 años en la practica de la medicina, y era muy usada antes de la aparición de los antibioticos.

Existe una tesis de grado como médico cirujano, presentada por el doctor Alberto Carlos David, presentada en 1924 a la universidad medico quirúrgica de la ciudad de Porto en Portugal.

Si deseas ver la tesis de grado presentada la puedes descargar, esta en idioma portugués, se descarga del sitio web de la universidad de porto aquí te dejo el link para la descarga:

https://repositorio-aberto.up.pt/handle/10216/17607

El enlace de descarga se encuentra al final de la pagina, bien abajo.

En esta tesis se narra que algunos de sus pacientes que recibieron hemoterapia, por sus problemas de piel, dermatosis, unos cuantos sufrieron de una terrible sudoración nocturna, era tal el sudor que pasaba el colchon y escurría en el piso..

En todos estos años de mi práctica clinica no he observado eso en ninguno de mis consultants, algo que si noto es que unos pocos reaccionan presentando excesivo sueño, sus ojos, literalmente, se cierran.

A todos mis consultantes les ordeno aplicar esta tecnica, muy pero muy pocos rechazan mi recomendacion. Lo hago porque deseo que ellos mejoren sus problemas de salud.

En la tesis de grado, se trataron varios casos de dermatosis, el Dr, Carlos Alberto David, nos dice que varios casos fueron resueltos, otros tuvieron mejoría, pero también en otros muy pocos no se observó ningún cambio benéfico.

En 1940 en Brasil el doctor Jesse Teixeira, condujo una investigación científica, para determinar que es lo que sucede cuando las personas aplican hemoterapia.

Este cientifico tuvo una idea genial para demostrar lo que sucede en nuestro cuerpo cuando es aplicada la hemoterapia, y basó su investigación en las observaciones que para la época habían sido hechas.

Esa observación había mostrado que los porcentajes de infección post quirúrgica decendieron a cero por ciento si aplicaban hemoterapia dos días antes de la cirugia.

En esa época, estamos hablando de 1940, los anestésicos usados eran el eter y el cloroformo, esas sustancias producian irritacion de las vias respiratorias, y las personas morían como consecuencia de infecciones y complicaciones post quirúrgicas.

Por esta razón la hemoterapia era aplicada dos días antes de la cirugía, esta práctica redujo los porcentajes de infección a cero por ciento, esto indicaba que había como consecuencia un aumento de las defensas o linfocitos y globulos blancos en general.

Basado en esta observacion del Dr, Jesse Teixeira decidió realizar el conteo de células blancas, las cuales son las responsable de la defensa en nuestro organismo.

El procedimiento para probarlo, consisitió en usar un insecto llamado cantarida, conocido también como la mosca española, esta fue colocada sobre la piel para que su picadura produzca las ampollas propias de su pinchazo.

Estas ampollas estan llenas de un liquido, y Jesse Teixeira decidió contar las células blancas presentes en el liquido, para eso uso una técnica de tinsion, que le permitia realizar el conteo bajo el microscopio.

Veamos que resultados obtuvo el Dr Teixeira:

Antes de aplicar hemoterapia realizo un conteo de los globulos blanco, luego aplicó hemoterapia, realizó un nuevo conteo y comenzó a observar que el porcentaje de células blancas presentes en la muestra subia,esto lo realizó por varios días.

En la medida que el tiempo pasaba, el número de linfocitos iba aumentando.

El pudo observar que en el dia cinco, el incremento alcanzó su pico máximo, 22% y apartir de allí se inició un descenso hasta que el día siete el nivel de linfocitos retorno a su valor inicial 5%

La conclusión de este studio nos muestra de manera contundente dos cosas.

Primero, la hemoterapia es un poderoso estímulo inmune, que eleva nuestras defensas durante 5 dias y se va perdiendo hasta llegar al dia 7 donde retornamos a nuestro nivel de defensas propio.

Segundo, se concluye que su efecto dura 7 dias.

Olvidaba contarles que el usó conejos para hacer el conteo de células blancas pero también para observar lo que sucedia en el sitio de la aplicación.

De manera que el sacrificaba los conejos y observaba que en la aplicación la sangre permaneció en alto nivel de presencia durante los primeros días, pero al quinto dia la sangre aplicada se absorbia, hasta que en el dia 7 desaparecia del sitio de aplicación en el musculo.

La conclusion a la que el llegó es que mientras hay sangre en el músculo, hay un nivel alto de leucocitos, y que cuando la sangre es absorbida el nivel de leucocitos desciende.

Quiero recomendarte que pongas en práctica esta sencilla técnica, y que sigas paso a paso, cada uno de los tips enseñados en este libro, pues ellos juntos actuan de manera sinérgica, hazlo siempre bajo la supervisión de tu profesional de la salud.

Hay dos tipos de personas, las que siguen las recomendaciones, y tambien existen aquellos que no las siguen.

Te sugiero que sigas los cinco pasos o recomendaciones que te doy en este libro, se con certeza que te van a beneficiar, creeme, esa seguridad la tengo por los resultados que logro en mi práctica clínica, y eso es precisamente lo que me mueve a compartir estos hallazgos.

En este libro he incluido muy cortas historias de personas reales a las que yo he tratado y sus problemas de rodillas y articulaciones han sido resueltos, a pesar de que sus médicos les habían aconsejado someterse a cirugía de reemplazo.

No puedo permanecer callado, si he tenido resultados positivos, que pueden beneficiar a muchas personas, por esto comparto esta información, porque mi deseo es que todos quienes o lean se beneficien de mi experiencia profesional como médico naturópata.

En el capítulo correspondiente a la hemoterapia te daré la indicación de la dosis que debes usar, la frecuencia de las aplicaciones y el tiempo durante el cual debes seguir aplicándola.

Los linfocitos son un ejército encargado de limpiarnos de toxicos, por esta razón ellos van a limpiar nuestras articulaciones de rodillas, de toda la toxicidad producida por bacterias que se anidan o hacen reservorios allí, especialmente el micoplasma, del que hablaremos mas adelante.

Alguos remedios caseros pueden ayudar a aliviar el dolor causado por la inflamación, incluso ayudan a controlar la inflamación misma, y si practicas algunos, puedes continuar utilizándolos, estas cinco recomendadciones que voy a darte no interfieren con el uso de esos remedies caseros.

CAPITULO 2
LOS CINCO PASOS QUE DEBEMOS SEGUIR.
PASO 1

HEMOTHERAPIA

La hemotherapia, o aplicación de sangre, fué descrita por primera vez, por el médico francés, Paul Ravaut en 1913 y ha sido empleada en una amplia variedad de enfermedades y condiciones crónicas,varios cientos de artículos publicados han tenido como tema la hemoterapia, en los periódicos médicos de la medicina del sistema tales como el Journal of the american Medical Association, principalmente en los albores del siglos 20, 1920 a 1940. Y se han indexado en varios volúmenes médicos bajo la categoría de *serum terapia.*

El beneficio reportado por la acción de la hemoterapia ha sido atribuido a la presencia de antígenos en la sangre, los cuales estimulan la produccioón de anticuerpos cuando es inyectada en los tejidos del músculo.

Esta explicación tiene como sustento el trabajo del Dr. E. C. Rosenow (Fundacion Mayo, 1915-44), La cual estableció la presencia de organismos causativos o antígenos en la sangre durante las etapas activas de algunas enfermedades.

Por tanto la acción de la hemoterapia puede ser comparada con una vacuna autóloga y pertenece por tanto al campo de la inmunoterapia.

La técnica es mas común en Europa, y sur America que en los estados unidos, se realiza retirando 10 ml de sangre de la vena la cual es reinyectada al cuerpo via intramuscular.

Con esta técnica logramos que la capacidad del sistema inmune mejore para ayudarnos en la lucha contra nuestras enfermedades.

La sangre no es alterada adicionando otras sustancias, por lo tanto ella retiene sus componentes normales, hormonas, anticuerpos, minerales, y sales, algunos subproductos metabolicos, resultantes de enfermedades crónicas o agudas, que también encontraremos presentes en la sangre que es reintroducida al paciente y hará que el cuerpo produzca una respuesta a las sustancias causantes de la enfermedad

La dosis que recomiendo es 10 ml de sangre aplicados intramuscularmente, semana tras semana,

Si usted es una persona mayor de 50 años debe aplicarla por tiempo indefinido

Si usted está entre los 20 y 40 años de edad o incluso si se trata de un niño debe aplicarla por unos 6 meses, los niños responden muy bien con unas tres o cuatro aplicaciones en procesos infecciosos.

Nuestro sistema immune va madurando desde nuestra niñez hasta cuando alcanzamos la edad de 16 años, edad en que alcanza su madurez plena.

Cuado llegamos a la edad de 50 años, nuestro sistema inmune comienza a declinar, y es esta la razón por la que esta terapia debe aplicarse indefinidamente en perosnas mayores de 50 años.

Con esto lo que obtenemos es reforzar nuestro sistema immune, finalmente considere que no hay riesgo en hacer la aplicación, si hemos permitido la aplicacion de elementos quimicos completamente extraños a nuestro cuerpo y no tuvimos problemas, mucho menos problema tendremos al aplicar una sustancia propia nativa de nuestro cuerpo.

Dr. Pacifico Escobar. N.D.

CAPITULO 3 PASO 2
MAGNESIO

E l dolor de articulaciones es causado por la inflamación y la hinchazón, que pueden ser síntomas de artritis.

La artritis es una patologia de las articulaciones la cual hace difícil a la persona que la padece moverse incluso en distancias cortas, La artritis se presenta de diversos tipos los mas comunes son la osteoartritis y la artritis reumatoidea.

La osteo artitis ocurre en personas mayores de quienes se dice que han desgastado su cartiíago y que la edad es la causa principal de esta condición.

La artritis reumatoidea es, de acuerdo con la medicina establecida, un tipo de enfermedad auto inmune la cual ocurre cuando el sistema inmune ataca a sus propias células y tejidos.

Hay otros factores los cuales pueden disparar la condicion como el metabolismo, el daño producido a los tejidos en las articulaciones, la expresión genética de algunos genes heredados, pero también la infección por bacterias y virus o parásitos.

Los sintomas que presenta una artritis o inflamación de la articulación, son inflamación, calor, rigidez y enrojecimiento en el área de la articulación.

Cual es el rol del magnesio en nuestra salud.

El magnesio es un elemento muy abundante y presente en el cuerpo, es extremadamente importante como mineral y es requerido para realizar importantes funciones dentro del cuerpo.

Regula la actividad de las encimas al interior de las celulas del cuerpo, tambien la producción de energía, la sintesis del ARN y del ADN y mantiene el balance de minerales dentro de nuestros cuerpos.

Todas esas funciones del magnesio son muy importantes porque ellas facilitan mucho procesos bioquímicos que tienen lugar para mantener la energía en nuestros cuerpos y regular la síntesis de nuevas proteínas, y en la célula para mantener la célula saludable, además ayuda a transportar y absorber el calcio y al desarrollo estructural de los huesos.

El magnesio esta naturalmente presente en muchos alimentos, disponible también como suplemento y en algunas medicinas como los antiácidos y laxantes.

Esta presente en las verduras, y vegetales como la espinaca, legumbres nueces, semillas y granos enteros.

Por lo tanto es demasiado importante tomar magnesio pues es requerido para mantener la estructura y función de los huesos, nervios y músculos, además de ayudarnos a reducir la acides de nuestro estómago.

Es una lastima que nuestros alimentos tienen muy baja cantidad de magnesio, acerca de este tópico usted puede aprender mas en mi libro VIVA LA VIDA SALUDABLE Y SIN DOLOR. por eso es necesario tomar diariamente suplementos de magnesio.

4 BENEFICIOS DEL MAGNESIO EN EL MANEJO DE LA ARTRITIS.

El magnesio tiene un rol sumamente importante en la función muscular, ayuda a mantener la estructura de los huesos los hace más fuertes, por lo tanto la deficiencia de magnesio puede impactar negativamente los procesos biológicos, tanto a nivel celular como molecular

1. EL MAGNESIO ACTÚA COMO UN ANTIOXIDANTE.

La deficiencia de magnesio ha sido relacionada con el desarrollo del estrés oxidativo que puede ser causado por factores ambientales pero también por el estilo de vida.

El incremento del estrés oxidativo conduce a la progresión de muchas enfermedades como la artritis.

Esto es porque el estrés oxidativo causa daño a los tejidos lo cual da lugar a procesos inflamatorios en las articulaciones que resultan en artritis.

Para prevenir que se presente el estres oxidativo son usados los antioxidantes.

El magnesio es considerado un efectivo antioxidante ya que toma parte en las reacciones encimáticas, en el metabolismo de la energía, la síntesis de proteínas y casi todas las reacciones hormonales.

Que quiere decir esto?

Esto significa que tomar la cantidad adecuada de magnesio es necesario para prevenir la progresión del daño en los tejidos y desordenes óseos como los presentados en la artritis.

2. EL MAGNESIO ES ESENCIAL PARA LA ABSORICION DEL CALCIO.

Una deficiencia de magnesio puede reducir la absorción de calcio, el calcio es necesario para el desarrollo de los huesos y reduce el daño a los huesos.

Sin embargo cuando hay deficiencia de magnesio en el cuerpo, el calcio no puede ser absorbido y es por esto recepcionado por los tejdos blandos, que se van endureciendo. Esto causa artritis

Pero el problema no se resuelve aumentando la ingesta de calcio, el problema está en que no hay suficiente magnesio en el cuerpo, y el calcio no es utilizado adecuadamente.

Un exceso de calico y una deficiencia de magnesio tambien causar artritis, por lo tanto es importante mantener un balance apropiado en la ingesta del magnesio y el calcio

Que significa esto?

Esto significa que la absorción de calico es esencial para prevenir la progresión de la artritis y mantener la absorción de calcio por el cuerpo es necesario tener la cantidad adecuada de magnesio en el cuerpo. Es asi como el magnesio juega su rol en prevenir y tratar la artritis.

3. EL MAGNESIO TIENE PROPIEDADES ANTI INFLAMATORIAS

De acuerdo con las investigaciones realizadas se ha reportado que un incremento en la concentración de magnesio, disminuye la inflamación pero cuando hay deficiencia de magnesio se activa la respuesta inflamatoria y por lo tanto los procesos inflamatorios

Que significa esto?

Esto significa que la deficiencia de magnesio desencadena en la activación de la respuesta inflamatoria y por consiguiente la artritis.

4. EL MAGNESIO CONTRARRESTA LOS EFECTOS ADVERSOS DE LOS ANALGESICOS

Las drogas anti inflamatorias no esteroideas que son usadas en el tratamiento de la artritis para controlar la inflamación, y dolor tienen varios efectos secundarios como reflujo y ulceras gastro intestinales

Por lo tanto un estudio publicado en los anales de medicina investigó la efectividad del magnesio en reducir los efectos secundarios y reportó que el magnesio reduce los efectos adversos causados por los analgésicos.

Otro estudio publicado por el Journal de ciencias fisiológicas en Nigeria evaluó los mecanismos de acción del magnesio en la prevensión de la ulceras gástricas en ratones

Se reportó que el magnesio tiene propiedades anti ulcerogénicas por incrementar el numero de celulas mucosas, (libera encimas para prevenir la aparición de ulceras) y disminuye el número de células parietales que liberan acidos que resultan en ulceras.

Que significa esto?

Esto significa que el magnesio es efectivo en reducir los efectos de las ulceras gastro intestinales y reflujo gastro esofágico causados por los anti inflamatorios no esteroideos (analgesicos) y que son utilizados clínicamente.

SUPLEMENTAR MAGNESIO AYUDA EN LA ARTRITIS?

El magnesio es extremadamente bueno para la salud y facilitar muchos procesos biológicos y bioquímicos que tienen lugar en el cuerpo. Por lo tanto es necesario mantener el nivel adecuado de magnesio en nuestros sistemas.

Sin embargo por solo tomar suplementos de magnesiso no lograremos obtener la cantidad de magnesio. Tomar una dieta natural rica en magnesio es muy esencial para obtener el máximo beneficio.

Como incluir el magnesio en su dieta.

El ion magnesio puede ser encontrado en numerosos alimentos como la avena, la soya, las arvejas o chícharos etc. La forma más común en la cual es encontrado el magnesio es el lactato, el citrato, el cloruro y el gluconato de magnesio

El contenido de magnesio puede ser corroborado en la lista de ingredientes en la etiqueta de los suplementos de magnesio.

Ha sido reportado por especialistas de la salud que los alimentos refinados como el azúcar, la harina de trigo son muy deficientes en ion magnesio.

Los procesos de refinacion utilizados tienden a remover muchos de los nutrientes importantes como el magnesio de estos alimentos.

Por esa razón yo le recomiendo a todos mis pacientes consumir alimentos enteros sin ningún tipo de procesos, que entre otros beneficios son ricos en magnesio.

Algunas buenas Fuentes naturales de magnesio son las nueces, las almendras, las nueces del Brasil, además la clorofila (el pigmento que da el color verde a las hojas) contenida en los vegetales son excelente fuente de magnesio.

Otras Fuentes incluyen el sulfato de magnesio el cual es más comunmente usado en forma de sales de baño.

Estas sales tienen un alto contenido del ion magnesio en forma de sulfato de magnesio, esos cristales son usados en baños calientes y el magnesio es absorbido transdermicamente y ayudan a aliviar el dolor y la inflamación causada especialmente debido a la artritis.

Dosis de Magnesio para la artriris.

El ion magnesio contenido en los alimentos debe ser consumido como de costumbre sin embargo si lo tomamos para una condición médica en este caso artritis debemos tomarlo como sigue:

Adultos una dosis de 300 mg dos veces al dia, por tiempo indefinido.

Puede usted preparar una solución con un litro de agua a la cual debe agregar 30 gramos de cloruro de magnesio de esta solución ya preparada se toman 30 ml y se colocan en un vaso al cual se agrega agua pura, hasta llenarlo y se bebe una o dos veces al día.

CAPITULO 4 PASO 3
BORO

El Boro es un oligoelemento vital que beneficia el crecimiento normal y la salud del cuerpo.

Algunas condiciones peligrosas como la artritis y la osteoporosis son naturalmente manejadas con el y también ayuda a reducir os síntomas de la menopausia, se cree que mejora la capacidad natural de el cuerpo humano para absorber el calcio y el magnesio.

Importantes fuentes de boro.

Las frutas como las manzanas, naranjas, uvas rojas, arvejas, kiwis, dátiles, también ciertos vegetales como el aguacate, la soya, las nueces, son ricas en Boro

Los alimentos como, los frijoles negros, las nueces, las

grosellas, la mantequilla, los tomates, las lentejas, la oliva, la cebolla, son notables fuentes de este mineral esencial.

Síntomas de la deficiencia de Boro.

A pesar de que todos los síntomas de la deficiencia de boro no son comprendidos, se sabe que su deficiencia podría resultar en un metabolismo anormal de calcio y magnesio.

Algunos de los otros síntomas incluyen hipotiroidismo, inbalance en las hormonas sexuales, osteoporosis, artritis, y malfunción neural.

El boro y la salud de los huesos.

Este mineral traza es crucial y debe ser incluido en la dieta diaria para asegurar una vida saludable y libre de enfermedad.

Algunos de sus beneficios son los siguientes:

Previene la artritis.

El boro es una opcion muy exitosa, 95% de los casos tienen mejoría significativa y se notó que efectivamente se incrementó la integración de calcio en cartílagos y huesos.

Con el incremento de la edad los huesos podrían

debilitarse y llenarse de porosidad y el boro puede detener este deterioro asegurando que los niveles de calcio sean maximizados y utilizados efectivamente.

Impulsa la salud Osea.

La capacidad para la formacion de celulas oseas como efecto del boro es amenudo ignorada. Sin embargo actualmente sabemos que trabaja al unisono con el calcio para fortalecer los huesos este es uno de los roles mas importantes pues minimiza la aparición de la artritis y la osteoporosis.

Tambien nos ayuda en el metabolism de los minerales que están involucrados en el desarrollo de los huesos tales como el calico, el magnesio, y el cobre.

Además de esto sus efectos sobre varias hormonas incluyendo estrógeno, testosterona las cuales están relacionadas también con la salud general y de los huesos.

Promueve el desarrollo embrionario.

El Boro es esencial para la reproducción y también para el desarrollo del feto.

Un estimado de 54.5 millones de adultos en los estados unidos, han sido diagnosticados con alguna forma de artritis, artritis reumatoidea, gota, lupus, o fibromialgia por sus seguros de salud.

Con el aumento de la edad en la población, mas altas son las cifras de diagnosticados, por eso es importante que hoy mismo decidas poner punto final a la raíz de la causa de tu artritis, antes de que sea demasiado tarde, de todo corazón te pido que pongas por obra las enseñanzas de este libro.

Pongamos las cartas sobre la mesa, la artritis es causada por la inflamación de tus articulaciones, y esa inflamación ocasiona además los siguientes problemas:

Dolor de la articulación.
Mucha rigidez
Enrojecimiento
Calor
Y, perdida de la función articular.

Según la medicina "científica" la inflamacion ocurre cuando las defensas de tu cuerpo liberan células blancas en tu sistema por error y según ellos lo anuncian esas defensas atacan la articulación, mi teroria es muy distinta y la plantearé en un capitulo mas adelante.

Afortunadamente el boro esta lleno de cualidades anti inflamatorias. El boro limita la liberación de ciertas sustancias químicas que pueden fugarse a sus rodillas para causar dolor e inflamación.

La artritis más común entre los adultos es la ostero artritis

Algunas publicaciones de estudios clínicos han mostrado prometedores resultados cuando se suplementa boro para la salud ósea, el boro tiene la capacidad de controlar la inflamación asociada con la densidad mineral que causa daño en la osteoartritis.

En efecto en Europa se viene prescribiendo desde los inicios de 1970 especificamente para el tratamiento de osteoartritis. Y en algunos de estos pacientes quienes han suplementado boro sus síntomas de osteoartritis no solo han disminuido sino que han sido aliviados totalmente.

Tu cuerpo no produce boro por si mismo pero la buena noticia es que hay muchos alimentos que puedes añadir a tu dieta para incrementar su consumo.

Con el crecimiento las plantas absorben boro y agua del suelo, por eso es necesario revisar la lista de alimentos ricos en este mineral para incluirlos en nuestras dietas, pero aquí en este libro te enseño la manera fácil y muy económica de suplementarlo.

Como tomar boro de manera segura.

A pesar de que no hay una guia ditaria específica establecida para el boro consumir menos de un miligramo por dia es considerado inadecuado.

Las investigaciones sugieren que 3 mgs por día son necesarios para lograr efectos beneficos para la salud.

Un mayor consumo de boro es considerado como no conveniente por el establecimiento médico del sistema.

Ellos dicen que los niveles de toxicidad para un adulto promedio son entre 17 y 20 mgs de boro por dia de acuerdo al consejo de nutrición y alimentos.

Aqui voy a citar un pequeño párrafo de la investigacion realizada por el doctor Rex Newnham.

"He encontrado que en mucha literatura sobre la toxicidad del bor se habla de que su toxicidad esta en el consumo de 40 a 60 gramos, que esta era una dosis peligrosa y habian muerto niños con dosis mas pequeñas, pero esto no me resulto de ayuda.

Asi que yo decidi tomar 30 mgs de bórax dos veces al dia esto equivale a 6 mgs de boro elemental al diay en una semana mis dolores eran menores y al decimo dia desaparecieron, en tres semanas el dolor, la inflamación y la rigidez eran cosa del pasado. Paré de tomar bórax, un año mas tarde el dolor y la inflamción retornaron, volví a tomarlo."

Creo que incluso si a través de los alimentos tomamos 3 mgs de boro por dia, experimentaremos un cambio.

Efectivamente uno de los tópicos del boro, su toxicidad ha mostrado ser baja si la comparamos con los niveles de toxicidad de metales tales como:

Trioxido de arsénico
Subcitrato de bismuto coloidal
Cloruro de cadmio

Cloruro de Mercurio
Cloruro de plomo.

Como puedes ver el oligoelemento Boro tiene muchos efectos sorprendentes para la salud tanto para hombres como para mujeres que sufren de variadas enfermedades.

El boro es considerado seguro para el consumo tanto en humanos como en animales. Ya muchos agricultores tratan sus suelos con altos niveles de boro. Ellos también suministran suplementos de boro a sus ganados para reducir los efectos de la radiación ambiental.

El Boro tiene tambien usos industriales, por su capacidad de capturar radiactividad dentro de los suelos y ionizarlos, lo cual reduce el riesgo potencial de cáncer.

Sin embargo al igual que sucede con otros nutrientes, altos niveles de boro podrían tenere efectos negativos.

De acuerdo a los investigadores de salud del sistema, la toxicidad del boro no es un riesgo mientras sea consumido a través de los alimentos, pero cuando se suplementa, tomar dosis elevadas de boro podría conducir a peligrosos efectos tales como nauseas, problemas en la piel, taquicardia, depresión, diarrea, e incomodidad gastro intestinal, pero mi experiencia clínica me ha mostrado que el boro no es peligroso en dosis de 60 mgs al dia.

Tambien dicen los investigadores del sistema, que tomar demasiado boro es peligroso para aquellos individuos que sufren condiciones hormonales tales como fibrosis uterina, cáncer de seno, endometriosis, y cáncer de próstata.

Continuan ellos afirmando que quienes sufren daño hepático o renal deberían hablar con su médico antes de iniciar suplementos de boro ya que esto podría conducir a daños potenciales, y a alterar el mecanismo de eliminación de exceso de minerales incluyendo el mismo boro, mi sugerencia es hacerlo únicamente si tu médico es un estudioso e investigador, porque de lo contrario vas a obtener respuestas sin ningún tipo de fundamento práctico o científico.

Es muy conveniente que con lo aprendido acerca del boro optes por incrementar su consumo de manera similar a como lo haces con otras vitaminas y minerales, por medio de alimentos completos tanto como te sea posible, pero si tu problema es dolor de articulaciones o específicamente de rodillas debes cosiderar la suplementacion de este vital oligo elemento.

Como con cualquier sustancia o suplemento es recommendable que consultes con tu médico. Los doctores que están informados y que investigan son aquellos que mejor diagnóstico harán para determinar si el individuo realmente necesita suplementación.

Tomar suplementos también depende de la edad, el

género la condición médica y eso lo determina tu profesional de la salud.

Por favor no incrementes las dosis recomendadas sin la autorización de tu médico para prevenir que se presenten efectos secundarios indeseables, la dosis de 60 mgs por día la he probado por mucho tiempo sin que produzca efectos indeseados.

Toma tu suplemento de boro y por otra parte, haz cambios en tu dieta de manera que puedas tener un suministro adicional por medio de tus aliementos.

La recomendación de boro que doy a mis consultantes es comos sigue:

Si se trata de un suplemento, siga la recomendación de tomar 60 miligramos por dia 30 mgs en la mañana y 30 mgs en la tarde. Revise la etiqueta para saber cuantos miligramos contiene cada cápsula y haga la suma de cuantas cápsulas equivalen a 30 mgs.

También puede usted mismo preparar una solucion en un litro y medio de agua agregando Borax decahidratado, en cantidad de una cuchara sopera, y de esta solución toma una onza, 30ml en la mañana y 30ml en la tarde.

Esto lo debes tomar durante dos o tres meses.

Su sabor es un tanto molesto, pero es muy tolerable,

es muy importante dentro de los cinco pasos indicados seguir esta recomendación, para obetner los resultados deseados, cuando leas mi teoria vas a comprender porque es vital tomar boro, pues este mineral nos elimina lo que a mi juicio es la causa del problema.

CAPITULO 5 PASO 4
HIDRATACION.

Si usted quiere informarse y aprender más de la hidratación, debería leer mi libro **Viva la vida saludable y sin dolor**. Autor Dr Pacifico Escobar N.D. escribi ese libro para que tu conozcas del vasto daño y las enfermedades que produce la deshidratación, sobretodo en articulación de rodillas y articulaciones en general, el dolor de rodillas es extremadamente debilitante y produce experiencias de baja autoestima, incomodidad, dolor y restricción en la movilidad.

Si has tenido problemas con una enfermedad autoinmune como la artritis reumatoidea lo más probable es que tu médico te haya prescrito una variedad de medicamentos, que pueden ayudarte a manejar tus síntomas.

Sin embargo, hay algo sumamente importante que tú médico está pasando por alto, que es muy simple pero esencial la hidratación.

Agua.

La mayoria de nosostros, probablemente desconocemos los beneficios tan maravillosos de beber agua. Beberla previene la infección renal, mantiene las células de la piel fuertes y sanas, contribuye con nuestro sistema inmune, y nos mantiene en óptimo estado general.

Sin embargo tomar agua de la llave o agua embotellada es perjudicial para la salud, esos dos tipos de agua no son agua natural, en mi libro viva la vida saludable y sin dolor explico como beber agua en que cantidad y porque es perjudicial el agua de la llave, en este libro solo voy a indicarte como beber agua y en que cantidad.

En promedio debemos beber de 8 a 10 vasos de agua por dia, dependiendo de nuestro peso, género y estilo de vida.

Lo que tal ves no conozcas es acerca de como el agua tiene un impacto directo sobre la sensibilidad en el dolor de rodillas y articulaciones.

Para poder comprenderlo debemos primero entender la función del cartílago en nuestras articulaciones.

El cartílago es un tejido conectivo, que está en la superficie de las articulaciones y que actua como una almohadilla amortiguadora entre los huesos absorbiendo el choque y disminuyendo la fricción.

El cartílago debe mantenerse lubricado por un liquido gelatinoso conocido con el nombre de líquido sinovial, el cual esta formado por glicosaminoglicanos que son polímeros de monosacáridos que poseen unidades de azúcares modificados como aminoazúcares, azúcares sulfatados, azúcares ácidos y N- acetil

El dolor de rodilla usualmete ocurre cuando el cartílago se ha debilitado o dañado, lo cual conduce luego a los sintomas típicos tales como inflamación, dolor y rigidez.

Debemos saber además que el 60% del cartílago de las articulaciones está formado por agua, es crítico mantener los cartílagos hidratados de manera permanente, de lo contrario se verá reducida la producción de líquido sinovial con lo que se incrementará nuestro riesgo de fricción, dolor y deterioro del cartílago.

Como puede reducir el agua el dolor de articulaciones?

Ahora que hemos entendido la necesidad del agua para mantener las articulaciones lubricadas, podemos entender como el agua puede reducir todos los tipos específicos de dolor de rodillas y articulaciones, yendo desde los dolores de la osteortritis hasta los dolores por gota.

Pero no es suficiente con simplemente beber liquidos, para obtener disminución de los síntomas, se requiere beber agua viva, agua cargada de minerales. Esto hará que disminuya el dolor, nos ayudará a mejorar los incomodos síntomas, pero no ha lograr la curación total, para ello se deben seguir los cinco pasos aquí descritos que actúan de manera sinérgica para lograr ese objetivo.

Artritis reumatoidea:

De acuerdo con la teoría del sistema médico es una enfermedad auto inmune, en la que el sistema inmune comienza a atacar los tejidos circundantes de las articulaciones. Yo difiero de esta teoría y presentaré mas adelante mi propia teoría.

Esta condición es usualmente episódica en su naturaleza, caracterizada por brotes de dolor y periodos donde los síntomas disminuyen, se presenta normalmente en articulaciones pequeñas como los dedos, el dedo gordo del pie, y puede exacerbarse por la deshidratación.

Ciertos síntomas de artritis reumatoidea como diarrea vómito, pueden predisponernos aun mas a perdida de líquidos e incluso también algunas de las medicinas que te prescriben, como la aspirina, confunden nuestra capacidad de sentir sed, por lo que puede conseguirse que el agua no alcance las articulaciones para ser hidratadas.

Por esta razón es critico que continuemos bebiendo agua para estimular la producción de fluido sinovial para así reducir la inflamación alrededor de la articulación y estimular el crecimiento de nuevas células en el tejido cartilaginoso.

El agua puede también aliviar otros incomodos síntomas de la artritis tales como el estreñimiento y los mareos.

Osteroartritis:

Una de las causas mas comunes del dolor de articulacioneses es la osteoartritis diferente de la artritis reumatoidea generalmente aparece en las articulaciones mayores, caderas y rodillas, convirtiéndose por esta misma razón en una condición sumamente incapacitante.

La osteoarthritis usualmente ocurre debido a que el cartilago en las articulaciones se encuentra afectado o defectuoso. No hay una causa definitiva para esta condición pero la probabilidad de padecerla puede ser incrementada por nuestros genes, edad, y estilo de vida, la obesidad y el sedentarismo.

En estos casos para el alivio se recomienda el ejercicio

moderado y la perdida de peso para liberar presion de las articulaciones y reducir la fricción, pero con las enseñanzas contenidas en este libro, vas a lograr una mejoría integral.

Beber mucha agua NATURAL, nos ayuda a perder peso porque incrementa nuestra circulacion sanguinea durante el ejercicio y ayuda a la formación de tejidos celulares fuertes en las áreas afectadas del cartílago produciendo su reparación.

Gota:

La gota es normalmente disparada por los altos niveles de ácido úrico en nuestro torrente sanguíneo.

Cuando el cuerpo es incapás de eliminar este ácido el se cristaliza alrededor de las articulaciones debilitando el tejido conectivo.

Este influjo de acido urico es comúnmente causado por una dieta rica en purinas, las cuales se encuentran en ciertos alimentos tales como carne, pescado, y algunas bebidas alcoholicas.

Si hay demasiado acido presente en nuestros cuerpos entonces no se podrá disolver en nuestro torrente sanguíneo y tratará de pasar atraves de nuestros riñones.

La deshidratación puede exacerbar este proceso y

además producir un mal funcionamiento de nuestros riñones y afectar su capacidad de expulsar fuera el ácido úrico, el cual puede estimular un episodio de gota.

Una encuesta conducida por la escuela médica de Boston halló que un consumo elevado de agua redujo los ataques de gota en un 48%.

Daño en articulaciones:

El daño en articulaciones puede presentarse en muy variadas circunstancias, desde accidentes deportivos, hasta bursitis.

El dolor es generalmente disparado por el impacto violento, movimientos repetitivos, o inflamación.

En el caso de la bursitis, la bursa, un saco de fluidos, el cual amortigua, y los tendones, se inflaman haciendo que mover la articulación afectada sea difícil

Algunas veces una cirugía menor podría ser la única alternativa, pero beber agua puede reducir la inflamación, mejorar la circulación, y estimular el sistema inmune, posibilitando la producción necesaria de químicos que promuevan la recuperación temprana.

EL AGUA NATURAL.

Nosotros no bebemos agua natural, bebemos agua de la llave y embotellada y estas aguas no son naturales, el agua natural de la creación corre por el suelo, por terrenos rocosos, arcillosos, y a su paso arranca los minerales necesarios y nos los trae para nuestro bienestar.

Pero el agua de la llave es un agua filtrada y sometida a variados procesos químicos, para decantación, filtración y sanitización. Para mas información lee mi libro Viva la vida naturalmente y sin dolor.

Para poder beber agua rica en minerales que nos hidraten es necesario agregar sal marina, sin procesar, al agua de la llave que bebamos, en la sal marina hay mas de 90 minerales necesarios para nuestro bienestar.

La cantidad de agua que debemos consumir es nuestro pero en kilos expresado en onzas.

Si usted pesa 80 kilos debe tomar 80 onzas de agua esto equivale a 2.4 litros de agua con sal marina sin procesar.

Debe hacerlo por tiempo indefinido, dos litros de agua no es una cantidad excesiva si tiene en cuenta la siguiente consideración.

Eliminamos diariamente de nuestro cuerpo 2.5 litros de agua.

En la orina perdemos en un dia 1.5 litros de agua
En el sudor del dia eliminamos 0.5 litros de agua.

En la humedad del bolo fecal perdemos unos 300 ml
Y en la respiración 250 ml

De manera que lo que hacemos es simplemente reponer el agua que perdemos diariamente.

CAPITULO 6 PASO 5
DIETA .

nevitablemente debes supender el consumo de leche y sus derivados, carne de res, carne de cerdo, por favor lea mi libro Viva la vida saludable y sin dolor para conocer a fondo porque no se deben consumir estos alimentos..

Hay varios tipos de alimentos conocidos que promueven o suprimen la inflamación en nuestro cuerpo, si procuras evitar esas opciones de alimentos pro inflamatorios vas a disminuir de maneria notoria los síntomas de dolor en tu artritis.

Aqui te dejo una guia de alimentos que debes evitar y si lo haces te ayudará a mejorar tu respuesta inflamatoria, tu dolor y tu salud en general

Alimentos procesados:

Evite todos los alimentos procesados, alimentos de panaderia, comidas empacadas, pasabocas. Este tipo de productos contienen grasas trans que ayudan a preservarlos y esas grasas trans disparan una inflamación sistémica, para reconocerlos lee las etiqutas del producto y evítalos si contienen aceites parcialmente hidrogenados.

Azucar

Los alimentos que contienen azucar refinada, incluyendo productos de pasteleria, chocolates, dulces, gaseosas, e incluso jugos de frutas, disparan la liberación de proteínas en el cuerpo llamadas citoquinas, las cuales causan inflamación, el azúcar es etiquetada muchas veces en los alimentos, adicionalmente observe que no contengan, sirope de fructosa, sacarosa, o maltosa dentro de los igredientes utilizados.

Carnes rojas y fritos.

Especialmente las carnes rojas tienen un alto contenido de grasas saturadas, las cuales causan elevación del colesterol y promueven los procesos inflamatorios.

En la cúspide de estos alimentos la carne contiene altos niveles de AGEs productos de avanzada glicación (Advanced glycation end products por sus siglas en Inglés) que estimulan la inflamación, particularmente cuando la carne es cocida, azada, frita o rostizada.

No es solo el pollo frito que debemos evitar, sino tambien todos los fritos tales como las donas, papas fritas, que contienen grasas trans ademas de AGEs

Granos refinados

Aqui debemos incluir, el pan blanco, las pastas, y galletas.

Los granos refinados (opuesto a los productos de grano entero) causan un pico alto de nivel de glucosa en sangre, lo cual esta asociado con niveles altos de varios marcadores inflamatorios en el cuerpo.

Otro factor importante por el cual suprimir los granos o harinas refinados, es por la cantidad de personas sensitivas al gluten, que pueden por esta razón comenzar a experimentar dolor en sus rodillas y articulaciones, como consecuencia del consumo de productos de harina de trigo.

Quesos y lacteos.

El queso, la mantequilla, la crema de leche, las margarinas, y la mayonesa son todos ellos ricos tanto en grasas saturadas, como en AGEs, y son precursores de inflamcion superlativa, por lo tanto no se deben consumir.

.

CAPITULO 7
HISTORIAS DE EXITO.

Janet, 54 años de edad, con cierto nivel de sobrepeso, utilizaba muletas, se agrarraba de las paredes, su casa tenia los baños en el segundo y tercer piso, su hijo construyó un baño en el primer piso para evitarle el dolor que padecía al tratar de subir a utilizar el baño.

Ella le preguntó a su doctor porque padecía de sus rodillas, el le dijo, mi señora Dios repartió llantas good year y llantas chinas, y lamentablemente a usted le tocó recibir llantas chinas.

Para esa época alguien le habló de mi tratamiento, y buscó mi ayuda, seguí con ella estos mismos pasos que comparto contigo en esta obra, y para la gloria de Dios, cuatro semanas mas tarde ella caminaba sin muletas y sin dolor

Yo incluso me reía de cuando ella describia su sufrimiento para subirse a un auto, ella me miraba y me decia gracias, con un sentimiento que brotaba de su corazón, yo estoy feliz de haber podido ayudar a Janeth a recuperar su salud y de haber evitado su cirugía.

Alvaro, edad 68 años, muy conocido en su servicio de salud, porque el iba con frecuencia a pelear para que le fuera autorizada su segunda cirugia de rodilla, pues ya tenia una rodilla reemplazada.

Se tornaba agresivo para poder ser escuchado y que su autorización de cirugía se produjera, en menor tiempo.

Utilicé la técnica descrita en este libro y como Janet se recuperó de su rodilla, el no volvió a su sistema de salud a pedir cirugía, hace unos meses lo encontré y le pregunté como seguía su rodilla, me dijo Doctor no me volvió a doler, pero ahora tengo dolor en la rodilla donde me colocaron prótesis.

Aura, una mujer de 58 años, vino a mi consultorio con una muleta en su axila derecha, por su lado izquierdo una amiga que la sostenia, su vida estaba llena de dolor y sufrimiento.

Yo le dije Aura en cuatro semanas estas caminando sin dolor, ella sonrio incrédula, pero creeme en cuatro semanas ya caminaba sin ningún tipo de ayuda, con los sencillos consejos que tu puedes leer en este libro. Ellos actúan de manera sinérgica para recuperar este tipo de problema, el síndrome del dolor de rodillas y articulaciones.

Ella tuvo que hacer cambios en su alimentación. Vive en Bogota, tiene un hijo en el ejército de los Estados Unidos

Elsa, esta mujer, de unos 64 años de edad, con apariencia de anciana, vino a mi consulta con un bastón, llorando me relató su sufrimiento, recuerdo muy claramente que le dije, si haces todo lo que te digo te vas a curar, su respuesta no se hizo esperar, de inmediato respondió: con tal de no seguir sufriendo yo hago lo que sea. Ella como Janeth se arrastraba por el piso para podey movilizarse dentro de su casa.

Todavia asiste a mi consulta, pero no por dolor en sus rodillas, va semanalmente a aplicar su hemoterapia, ella paso de ser una mujer obesa a tener un cuerpo normal, no usa bastón y eso le da una apariencia juvenil, en otras palabras esta mujer rejuveneció.

Ademas ella hizo cambios de 180 grados en su dieta, hoy es una mujer consciente de la importancia de la alimentación y cuida mucho su dieta, utilizando productos saludables.

Pensaba cerrar el libro con estas historias pero quiero

incluir a una consultante que es una persona maravillosa, muy alegre, acudió a su servicio de salud, de urgencia, el médico que la atendió le dijo que la única salida era la cirugía, pero otra consultante muy querida, Nohora, le comento que comigo podría obtener su recuperación.

Margarita acudió a mi consultorio con bastón en mano y acompañada de su hija, igual que a las demás personas les dije que en 4 – 6 semanas su problema estaría resuelto, y efectivamente asi sucedió, hoy camina sin ningún tipo de ayuda, sube las escaleras de su casa sin dificultad, y hoy vino a mi consultorio trayéndome una muestra de gratitud, Dios me ha permitido ayudar y recibir la recompensa de la gratitud por parte de muchas personas, espero que un dia tu que lees este libro me lo hagas saber, el mejor pago que puedo recibir es tener tu expresión de gratitud y sentir la satisfacción de haber sido útil y mas si se trata de tu salud.

CAPITULO 8
MI TEORIA

Las bacterias y los parásitos, buscan reservorios o lugares donde vivir, y uno de los lugares favoritos son las articulaciones, alli rentan su vivienda sin pago y crecen y se multiplican con mucho confort.

Como ellos son seres vivos, todo ser vivo, produce desechos esto es orinan y defecan, esas sustancias toxicas quedan depositadas en la articulación que ellos habitan, esa toxicidad produce daño al tejido blando, lo hacen agua, lo irritan, y como consecuencia de esto experimentamos dolor, inflamación, y la incapacidad para movernos con libertad.

La bacteria mas conocida es el estreptococo, que produce las febres reumáticas, y es sensible a la penicilina, las personas que sufren de amigadalitis frecuente están expuestas a que su alta población de estreptococos emigre y se hagan reservorio en las rodillas y otra articulaciónes.

Otro huesped indeseable es el micoplasma, esta es una mico bacteria que carece de pared celular, por lo tanto los antibióticos resultan ineficaces para el tratamiento, el antibiótico para el micoplasma actúa como si le aplicaramos una loción refrescante.

El boro ese elemento del cual hemos hablado con anterioridad, tiene efecto venenoso para hormigas y cucarachas, pero adivinen que, es el elemento indicado y preciso para matar el micoplasma

Curva curativa.

Los consultantes me llegan con un nivel de dolor 5, después de dos o tres semanas su nivel de dolor aumenta y ahora es 7 o talves 8. Su rodilla puede inflamarse mas.pero en la cuarta o quinta semana su dolor desciende y ahora es 1 o 2 y con el paso de los días desaparece por completo llegando a un nivel cero.

Esto es muy importante mantenerlo en mente, para no caer en el error de pensar, esto no me esta ayudando, esto esta haciendo mas daño, mi dolor y mi inflamación son mayores, por favor en este punto no debes renunciar por el contrario continuar sabiendo que viene la curación

Ahora voy a explicarte porque sucede esto, porque se presenta esta curva en el proceso curativo.

Esto es porque las bacterias, lo micoplasmas, tienen la articulación con carga toxica derivada de sus desechos biológicos. Esto es lo que esta produciendo el nivel de dolor 5 que te obliga a ir a la consulta

Cuando el boro mata los micoplasmas, el nivel de toxicidad en la rodilla o articulacion afectada, sube porque ahora tenemos popo, chichi pero hay una carga toxica adicional, los cadáveres de las mico bacterias muertas por la acción del boro es aquí donde el dolor alcanza un nivel 7 o 8.

Que sucede en la semana siguiente, que los linfocitos T, activados por la hemoterapia, se encargan de limpiar los toxicos acumulados en la articulacion, la dejan limpiecita, como nueva y el dolor baja a 1 o 2 que es el dolor que produce el tejido resentido.

Una semana más tarde ya no hay ningún dolor, tus tejidos blandos comienzas a regenerarse y tienes una rodilla nueva, sin dolor sin inflamación.

Quiero que sepas que hay dos grupos de personas, las que siguen las recomendaciones al pie de la letra y aquellas que no las siguen.

Yo he decidido compartir este método, porque funciona, te pido que te des la oportunidad de probarlo sin excusas, tengo consultantes que no mejoran y sus hijos me dicen, Doctor mi mamá sigue igual no ha tenido mejoría, les pregunto esta tomando el magnesio?

Me dicen la verdad no, yo les digo hay personas que piensan que como es una aguita, (hablo del cloruro de magnesio disuelto en agua) esa aguita no me sirve para nada, ellos normalmente se rien y me dicen doctor me da risa porque es eso exactamene lo que mi mamá piensa.

Por favor sigue estos cinco pasos, no te arrepentiras, tu vida va a cambiar.

CAPITULO 9
SUPLEMENTO PODEROSO.

En este libro te he hecho 5 recomedaciones, la primera de ellas es la hemoterapia, es una excelente técnica que mejora nuestro sistema inmune, pero podría haber limitaciones, de tipo religioso, de tipo legal, dificultad para encontrar la persona idónea.

Por esta razón incluyo este suplemento que tiene entre otros tres efectos dos de mucha importancia para tratar esta condición.

1 Mejora nuestro sistema inmune
2 Mejora la respuesta inflamatoria de nuestro cuerpo

Por lo tanto considera que si no puedes aplicar

hemoterapia por cualquier razón, la reemplaces con este suplemento que se toma 2 onzas en ayunas y 2 onzas en la tarde

Puedes comprarlo en este enlace y seria una manera de expresar tu gratitud hacia mi porque me beneficias a mi y a tu salud ya que funciona por el método de referidos.

Drpacificoescobar.teamasea.com

Este es un suplemento de alta biotecnología que tiene 5 efectos beneficos para tu salud, que han sido demostrados científicamente con estudios genéticos de doble ciego con grupo de control.

1 Mejora la salud del sistema inmune
2 Ayuda a mantener la salud de nuestra respuesta inflamatoria
3 Ayuda a mantener nustra salud cardiovascular y también a mantener la elasticidad de venas y arterias
4 Mejora la salud intestinal, y la producción de encimas digestivas.
5 Modula el balance hormonal dándonos vitalidad y bienestar.

Estos cinco beneficios, los encuentras impersos en la etiqueta.

Como puedes ver este suplemento mejora la salud de

tu sistema inmune, asi que puedes considerarlo como un refuerzo inmune, y como reemplazo de la hemoterapia.

Ademas de ser maravilloso para tu salud te permite generar ingresos adicionales a aquellos que obtienes por tu trabajo

Se trata de un sistema de distribucion por multinivel que nos permite tener un negocio globalizado que hace presencia en América, Europa, Asia, y nos permite ayudar a las personas con problemas de salud a que la recuperen pero también ayudar a que la economía de esas personas sea saludable, te aseguro que se puede obtener muy buen ingreso por ayudar a otros

Hago esta introducción directa, para que si te interesa este tema continúes leyendo más acerca del producto

También tengo como propósito al contarte de esta oportunidad, invitarte a que hagas parte de mi equipo, actualmente tengo el rango de ejecutivo plata, lo cual significa que he podido ayudar a más de 100 personas con este producto en diferentes condiciones de salud.

Espero tener el honor de tenerte como integrante de mi equipo sin importar el país en que te encuentres, te dejo ahora si con la información relacionada con este maravilloso producto.

La Tecnología de las moléculas de señalización redox se encuentran, por primera vez en venta en el mercado en sus 2 formas variables.

ASEA es un descubrimiento importante en tecnología y ciencia que tomó más de 18 años de investigaciones, es el desarrollo de un producto que marcará una nueva era en la salud humana. ASEA ha logrado hacer posible lo imposible, estabilizar en líquido moléculas de señalización redox; invirtiendo elevadas sumas de dinero ha logrado hacer realidad lo que los científicos de todo el mundo han estado buscando por décadas: estabilizar los señalizadores redox.

ASEA en suplemento líquido, es el producto estrella y RENU 28, es un revitalizador en forma de gel para la piel de todo el cuerpo.

Aprovechando la ciencia de ASEA y ofreciendo por primera vez al mercado productos que utilizan moléculas de señalización redox, que son naturales en el cuerpo humano y mejoran las funciones vitales celulares. La tecnología patentada de señalización redox aumenta la renovación y el proceso de comunicación celular, dicho proceso mejora la salud total del cuerpo y permite a cada sistema del cuerpo funcionar mejor.

Fundada en 2010, ASEA opera en los Estados Unidos y se encuentra en 32 mercados internacionales.

Los señalizadores redox son un producto de investigación en todas las áreas de la ciencia, y ASEA ha logrado crear una categoría completamente única que ningún otro producto podría compararse y competir.

En las universidades, cientos de proyectos, artículos, libros y conferencias se dedican y enfocan en las investigaciones de la regulación redox dentro del cuerpo humano.

ASEA cuenta con numerosas patentes que garantizan la protección absoluta de su proceso exclusivo; por consiguiente, no lo encontraremos en ningún pasillo del supermercado con otro nombre, ¡no hay competencia!

Esto significa que por muchos años ASEA seguirá siendo la única fuente disponible de moléculas de señalización redox en el mundo, ¡no hay nada igual o parecido en el mercado!

ASEA Y SUS VENTAJAS.

Las moléculas de señalización redox son las responsables del amplio orden en las funciones celulares del cuerpo que son esenciales para la comunicación celular, también conocidas como señales redox. Las células deben comunicarse con sus células vecinas para su convivencia en colonias, estas se unen para formar tejidos y órganos; y sin esta constante producción de moléculas de señalización redox las células no podrían vivir esto las hace fundamentales para la salud.

ASEA es de uso simple puesto que es una bebida que se ingiere oralmente; y generalmente, un adulto toma 2 onzas, dos veces al día.

El éxito de un producto o compañía dependerá siempre de una fuerte combinación de tres elementos indispensables:

Primero, ser diferente y único, hasta el momento no hay otro producto de moléculas en el mundo;

Segundo, debe ser sostenible, el producto es sostenible porque todos lo necesitamos, incluso quien se encuentre en óptimo estado de salud, pues vamos a prevenir enfermedades futuras, por lo tanto es un producto consumible;

Tercero, debe brindar ventajas y beneficios al consumidor, estos beneficios son experimentados por los nuevos asociados quienes por su bondad continúan consumiéndolo, ASEA cuenta con numerosas patentes que garantizan la protección absoluta de su proceso exclusivo. ASEA reúne cada uno de estos tres indispensables elementos.

ASEA ES UNO DE LOS PRODUCTOS MÁS SEGUROS EN EL MUNDO.

No existe nada más seguro sobre el planeta para el cuerpo humano que el producto ASEA, es más seguro que el agua potable, mineral o alcalina. ASEA ha gastado más de $5 millones de dólares en investigación científica y pruebas clínicas; y todos los resultados demostraron que es seguro y efectivo para todos los tejidos, órganos y sistemas del cuerpo. Los estudios incluyeron pruebas para determinar efectos adversos, como endotoxicidad, citotoxicidad, genotoxicidad, mutación inversa, aberraciones cromosómicas y toxicidad aguda.

En el mundo de los suplementos dietéticos, es prácticamente inusual hacer pruebas rigurosas de un producto terminado. ¿Por qué? ¡Porque es muy costoso! No todos están dispuestos a invertir 5 millones de dólares o más en estudios de bioseguridad.

ASEA, el suplemento redox es un producto de salud fundamental que genera un impacto positivo en la salud celular de cualquier sistema del cuerpo.

¿Quiénes utilizan ASEA?

ASEA está cambiando la vida de muchas personas en el mundo, desde los atletas que tienen una buena salud y excelente condición física, que están en busca de mejorar su rendimiento y resistencia, así como de personas que se imponen desafíos, hasta aquellos que no son atletas profesionales, pero que tratan de hacer ejercicio dentro de una rutina diaria de trabajo buscando un poco de tiempo para mantenerse sanos y activos.

Honestamente, ASEA ayuda a mejorar la calidad de vida sin importar la edad o condición, es el descubrimiento científico que ayudará a mejorar la calidad de vida, sin importar cuál sea su caso todos podemos beneficiarnos con ASEA.

ASEA contrató los servicios de un prestigioso laboratorio especializado en certificación para que pudiera monitorear la calidad del proceso de fabricación y dar validez científica a la naturaleza del producto.

Este laboratorio se especializa en bioanálisis molecular, trabaja para las compañías farmacéuticas y de biotecnología, tiene su sede de investigaciones en los Estados Unidos; y es un líder global en servicios para laboratorios farmacéuticos, quienes lo contratan para el desarrollo, la optimización y realización de pruebas bioanalíticas, validación de terceros, apoyo a los descubrimientos en farmacéutica, desarrollo y fabricación de productos, preclínicos y clínicos.

En el 2015, ASEA se asoció con este laboratorio reconocido para trabajar con los equipos de producción, para controlar la calidad del proceso de producción y dar validez científica de la naturaleza de los productos. Este proceso ayuda a asegurar y avalar científicamente que cada producto elaborado es de la más alta calidad y eficacia.

ASEA suplemento REDOX es un suplemento que contiene moléculas de señalización, estas moléculas son nativas de nuestro organismo, sin ellas no hay vida, son producidas al interior de nuestras células, son vitales para el sistema inmune y los mecanismos de reparación celular.

Un adecuado suministro de señalizadores Redox permiten activar y restaurar numerosos procesos vitales.

Nos permiten vivir saludables, retardar el envejecimiento, sanar heridas, quemaduras de manera mucho más rápida, capacita al cuerpo para auto repararse.

Laboratorios Taueret en Salt Lake City es un laboratorio que se dedica a la investigación en genética médica, este laboratorio realizó una investigación al producto ASEA REDOX enfocando la investigación en los efectos en la activación de los genes humanos.

El estudio se desarrolló durante ocho semanas y fue revisado y aprobado por la empresa Quorum Review asegurando la integridad ética, seguridad, y control de la investigación. Se trató de un estudio doble ciego aleatorio con grupo placebo y grupo de control.

Participaron 60 personas divididas en tres grupos 25 en el grupo activo, (ASEA REDOX) 25 en el grupo placebo (solución salina) y 10 personas en el grupo control (no bebieron ni asea ni solución salina). Es importante anotar que la solución salina es la misma utilizada para fabricar el producto ASEA REDOX.

Del total de participantes 41% fueron hombres, 59% fueron mujeres. La edad media fue 35 años, cada participante bebió 4 onzas de ASEA y/o placebo dos veces por día.

Las ocho semanas de estudio mostraron como conclusión que entre un 20% a un 31% de incremento en la de expresión genética en cinco genes involucrados en la señalización. Estos genes son claves en la salud y juegan un rol vital en cinco aéreas y docenas de vías o caminos genéticos.

Las cinco aéreas de expresión genética mejorada con el suplemento ASEA REDOX son:

Activa el sistema inmune de manera natural

Activa la salud vascular manteniendo la elasticidad y reduciendo enfermedades del corazón.

Potencial beneficio en la salud digestiva incrementando la producción de enzimas y limitando la indigestión

Activa las vías de activación de hormonas

Reducción en inflamación, mejorando la inmuno tolerancia.

Cada botella del producto contiene la información de estas cinco aéreas de la salud que se mejoran, están impresas en su etiqueta respaldada por el estudio científico, no he visto otro producto como este.

Como puede usted beneficiarse de esta tecnología? Además de ser un beneficio para la salud también se puede convertir en una oportunidad de generar ingresos, por eso usted elige si lo compra como asociado, esto es con la posibilidad de recomendarlo y generar ingresos extras, o simplemente decide probarlo y se inscribe como cliente preferente, te invito a que te des la oportunidad de probarlo, para ello puedes unirte mediante el siguiente enlace.

Drpacificoescobar.teamasea.com

Estaré encantado de tenerte en mi equipo trabajando juntos para mejorar la calidad de vida de muchas personas que padecen dolor y sufrimiento, si te gusta ayudar a otros esto es un regalo para ti.

CAPITULO 10
CONCLUSION

La artritis es la inflamacion de una o mas de sus articulaciones, que duelen se hinchan, se tornan rigidas, como sitomas primarios.

Cualquier articulación del cuerpo puede resultar afectada por la enfermedad, pero es particularmente común que se presente en las rodillas.

La artritis de rodillas puede ser tan dura que nos dificulta llevar una vida diaria normal, no vamos a poder caminar, subir escaleras, y es la mayor causa de perdida de días laborales por ser una patología seriamente discapacitante, para muchísimas personas.

El tipo mas común de artitis es la osteoartritis y la artritis reumatoidea, pero hay mas de 100 diferentes formas de artritis que normalmente se presentan en adultos pero también encontramos formas que afectan a niños y jóvenes.

La medicina no ofrece ninguna cura para la artritis pero si muchos tratamientos u opciones disponibles para ayudar en el manejo del dolor y mantener activa a las personas que sufren de sus rodillas

Anatomia

La rodilla es una articulacion de las más grandes y fuertes en tu cuerpo

Esta conformada por la parte baja del femur, la parte superior de la tibia y la rotula.

Las terminaciones de tres huesos se tocan y están cubiertas con un cartílago muy particular, es una sustancia suave, resbaladiza, que proteje y actua como un cojín para que los huesos puedan flectarse, torcerse y elongarse

Hay dos piezas de cartilago a manera de cuñas llamadas meniscos que actúan como amortiguadores entre el femur y la tibia, ellos etan diseñados y pensados, para ayudar a acolchar la articulación y mantenerla estable.

La articulación de la rodilla esta bordeada por una capa llamada membrana sinovial, esta membrana libera un fluido que lubrica el cartílago y reduce la fricción

Anatomia de rodilla normal.

La rodilla esta formada por cuatro cosas principales: Huesos, cartílago, ligamentos y tendones.

Descripcion

El mayor tipo de artritis que afecta las rodillas es la osteoartritis, la artritis reumatoidea, y la artritis pos traumatica.

Osteoartritis

La osteoartritis es la más comun de todas las formas de artritis en la rodilla, Es degenerativa, ocurre mas a menudo en personas mayores de 50 años, pero con menos frecuencia se presenta también en personas más jóvenes.

En Osteoartritis el cartilago en la rodilla gradualmente se va "desgastando" y esa función protectora y de cojin atenuador se pierde, disminuyendo el espacio entre los huesos, esto resulta en el rose de los huesos, unos con otros produciendo el dolor.

La osteoartritis va progresando lentamente y su dolor va emperoando con el paso del tiempo.

Osteoartritis y los osteofitos.

La osteoartritis como vimos termina en el rose hueso

con hueso, los osteofitos son comunes en esta forma de artritis

Artritis reumatoidea.

La artritis reumatoidea es una enfermedad crónica que ataca multiples articulaciones, por todo el cuerpo, incluyendo rodillas, es generlmente simétrica, lo que significa que usualmente ataca las mismas articulaciones de ambos lados del cuerpo

En la artritis reumatoidea la membrana sinovial que cubre las rodillas comienza a inflamarse, esto desenlaza en dolor y rigidez de la rodilla

La artritis reumatoidea, ha sido clasificada por la medicina como una enfermedad autoimmune, y según dice la medicina del sistema, el sistema inmune ataca los tejidos, es decir ataca al propio cuerpo. Dañando los tejidos blandos y produciendo por tanto el dolor la inflamación y la rigidez

Artritis postraumática

La artritis post traumática es una forma de artritis que se desarrolla después de un daño en la rodila, por ejemplo, un hueso fracturado podria dañar la superficie de la articulación y conducir a una artritis años mas tarde, el daño de los meniscos, y daños en los ligamentos pueden causar inestabilidad y adicionalmente daño en la rodila, que con el tiempo puede resultar en artritis

Síntomas

Una articulación de rodilla afectada por artritits puede doler e inflamarse. Generalmente el dolor se desarrolla gradualmente con el paso del tiempo, de repente podrían pasar, pero además de esto hay también otros síntomas:

Las rodillas pueden inflamarse, estar rigidas, no permitiendo movimientos de doblado y elongamiento.

Dolor e inflamacion que pueden se mayores en las mañanas o después de estar sentado o descansando-

Las actividades vigorosas pueden causar mucho dolor y causar malestar.

Fragmentos perdidos de cartilago y otros tejidos pueden interferir con el movimiento suave de la articulación. Tanto que la rodilla puede quedar engatillada o rigida durante el movimiento, y produce un sonido como si estuviera traqueando la articulación.

El dolor causa sentimiento de debilidad, o inseguridad en la rodilla

Muchas personas con artritis notan que el dolor de su articulación se exacerba con el frio o con los días lluviosos.

Lo mejor de todo es que todos estos problemas pueden ser resueltos siguiendo el método de curación que planteo en este libro.

CAPITULO 11
LA TERAPIA RESUMIDA.

Hemoterapia, aplicar cada ocho días por tiempo indefinido.

MAGNESIO, 600 mg diariamente por tiempo indefinido, en forma de suplemento o puede tambien preparar una solución con cloruro de magnesio, agregando 30 gramos a un litro de agua y bebiendo de esa solución 30 ml disueltos en un vaso de agua, una vez al dia por tiempo indefinido.

BORO, 60 mg diariamente durante 3 - 6 meses, según sea la recuperación, puede comprarlo como suplemento en capsulas en almacenes de productos nutricionales, o preparar una solucion con borax decahidratado, una cuchara sopera en un litro y medio de agua, beber 30 ml una vez al dia.por tres a seis meses

ALIMENTACION, debe suprimir para siempre la leche

y todos sus derivados, las harinas refinadas, la carne de res y la carne de cerdo, para mayor conocimiento refiérase a mi libro VIVA LA VIDA SALUDABLE Y SIN DOLOR.

HIRATACION, Beba diariamente y por siempre su peso en kilos expresado en onzas.utilizando sal marina sin procesar para salar a su gusto el agua que necesita beber cada dia

Por ejemplo si usted pesa 80 kilos debe beber 80 onzas de agua esto es 2.400 ml que equivalen a dos litros y 400 cmts cubicos de agua salada al gusto.

CAPITULO 12
ACERCA DEL AUTOR.

Soy el Doctor Pacífico Escobar médico naturópata graduado de Trinity School of Natural Health en los Estados Unidos, Médico homeópata graduado en Insuhtenaven en Venezuela.

Nací en una región de selva tropical en Colombia en el departamento del putumayo, en la ciudad de Puerto Asis.

Realmente tengo la bendición de poder ayudar a muchas personas en sus problemas de salud y amo poder enseñar a través de mis libros a quienes necesitan la ayuda que puedo brindarles pero que la distancia impide, pero este mecio rompe esas barreras.

Mi vocación me mueve a compartir mis hallazgos con mis lectores, porque mi deseo siempre ha sido aliviar el dolor y el sufrimiento de quienes acuden a mí en busca de ayuda.

Y creo que expresar mis experiencias y hallazgos producto de mi tarea como investigador es la mejor manera de llegar a las personas que sufren hoy.

Participé como conferencista invitado en el 51 congreso mudial de medicinas alternativas realizado en la ciudad de Colombo en Sri Lanka, en el año 2013.

Por favor siga los pasos descritos en este libro su vida va a cambiar, y te recomiendo que leas mi otro titulo, VIVA LA VIDA SALUDABLE Y SIN DOLOR. Te ayudara a tomar mayor conciencia para el cuidado de tu salud y la salud de nuestro planeta.

NO TE VAYAS TODAVIA QUEDA UNA COSA MAS POR HACER.

I

Si disfrutaste de este libro, o lo encontraste útil estaré altamente agradecido contigo si colocas un corto comentario o calificacion sobre mi trabajo.

Realmente ese es un apoyo a mi labor, y un estímulo que hará la diferencia yo leo todos los comentarios personalmente y ellos me servirán para hacer este libro y los futuros aún mejores.

Gracias nuevamente por tu comentario.

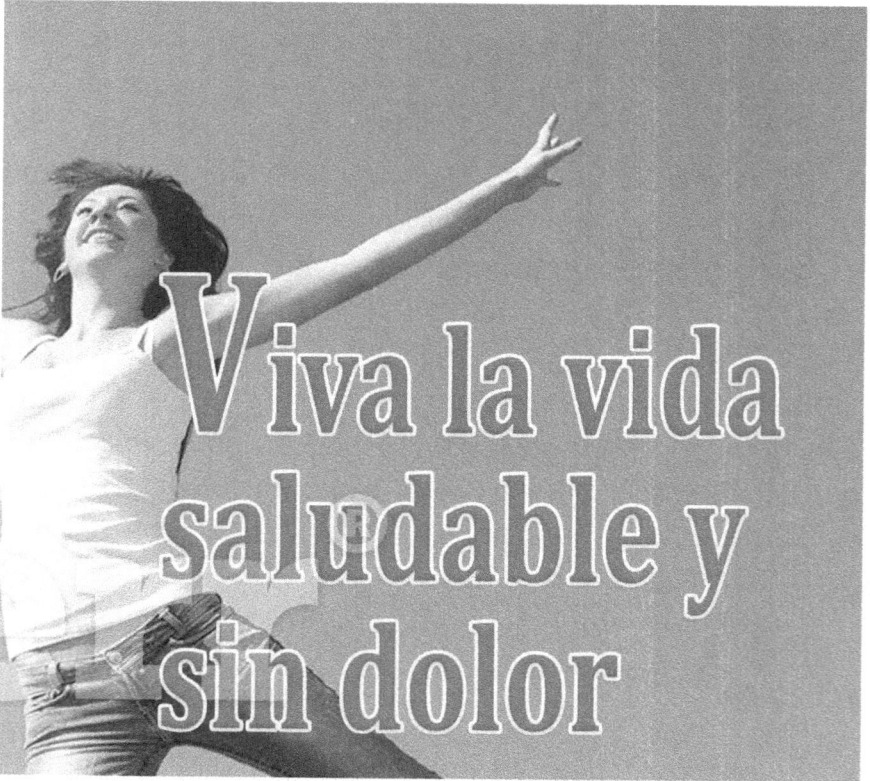

Viva la vida saludable y sin dolor

Consejo médico para una vida saludable y libre de Dolor

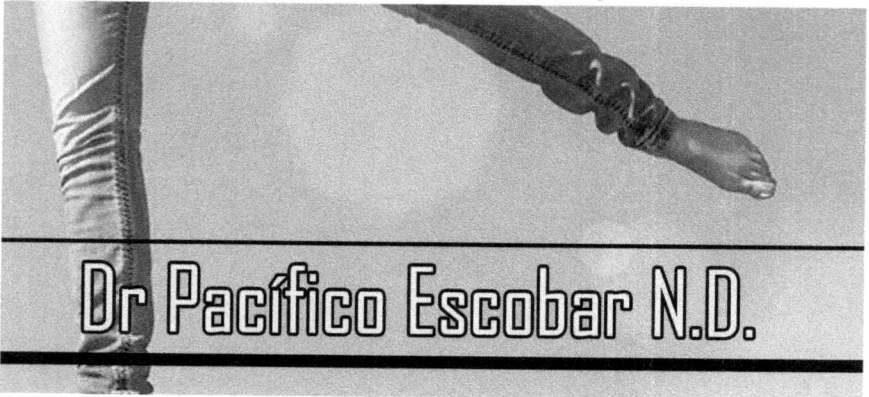

Dr Pacífico Escobar N.D.